FACULTÉ DE DROIT DE TOULOUSE.

Acte Public

POUR LA LICENCE.

MARIE ESCUDIER,
IMPRIMEUR-LIBRAIRE, RUE SAINT-ROME, 26.

1855.

A la mémoire de mon Père.

Faculté de Droit de Toulouse.

ACTE PUBLIC

POUR LA LICENCE,

En exécution de l'art. 4, tit. 2, de la loi du 22 ventôse, an 12.

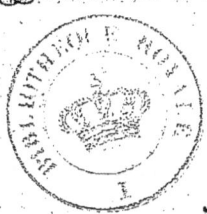

SOUTENU PAR

De Courmont (Félix)

Né à St-Pierre-Martinique

JUS ROMANUM.

INST. LIB. II. TIT. XX. — *De Legatis.*

In quatuor divisiones materiam disponam; primâ, naturam legati et varios legandi modos; secundâ, res quæ legari possunt et personas quibus legare licet; tertiâ, conditiones quibus legata submit-

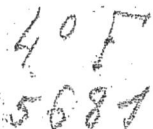

tuntur; et quartà tandem, quomodo et quibus causis revocari legata possunt, dicam.

DIVISIO PRIMA.

De natura legati et de variis legandi modis.

Legatum definitur, donatio quædam à defuncto relicta, et ab herede præstanda.

Quadruplicia erant legata, scilicet : *per vindicationem, per damnationem, sinendi modo et per præceptionem.*

1° Legatum *per vindicationem* dicebatur, quùm alicui testator potestatem cujusdam rei vel suæ vel heredis vel etiam alicujus alieni relinquebat et his verbis : HOMINEM STICHUM DO LEGO, vel illis, HOMINEM STICHUM CAPITO, SUMITO, HABETO; quum pluribus autem simul, rem eamdem legare vellet, dicebat : TITIO ET SEJO HOMINEM STICHUM DO LEGO, aut, LUCIO TITIO HOMINEM STICHUM DO LEGO, SEJO HOMINEM EUMDEM DO LEGO. Non omni tempore, sed lege Neroniâ tantum et omnia sua et quæ non erant in suâ potestate legator dare potuit.

2° Legatum *per damnationem*, quùm testator rem aliquamdam dare aut facere cogebat heredem, illum alloquens : HERES MEUS STICHUM SERVUM MEUM DARE DAMNAS ESTO; aut, HERES MEUS DATO, facito; aut, HEREDEM MEUM DARE JUBEO. Hoc illo modo, non solùm alienam rem quam acquirere debebat heres ad illam, aut illius prætium, legatario tradendam, sed etiam rem nundùm natam, si tamen nascitura esset, sicut fructus in agro quodam, aut partus quem serva mater ederet, lex legare licebat.

Legatarius non erat sicut à legato, per vindicationem, rei legatæ potens, eo facto hereditatis acceptatæ; intendere heredem sibi dare oportebat, et solâ traditione, aut mancipatione — secundùm res mancipialis vel non mancipialis esset — proprietas romana ab eo acquisita erat.

3° *Sinendi modo*, testator res heredis, aut suas quum erat moribundus legare poterat; eo modo legandi testator, capere rem legatam sinere legatario cogebat heredem.

4° *Per præceptionem*, testator legatario, imperative non capere sed præcipere his verbis dicebat : Lucius hominem stichum præcipito.

Ii erant varii legandi modi, non nullas interpretationes à jurisperitis suscitaverunt legata et presertìm ultimum nostrum ; sed Justinianus omnes eas solvit, varios illos modos in unum transformans.

Natura legati duplex est, corporalis vel incorporalis; corporalia legata servi, domûs, agri; incorporalia, *legatum nominis*, *legatum liberationis*, *legatum debiti*, *legatum dotis*; de his omnibus legatis ore loquar.

DIVISIO SECUNDA.

De rebus quæ legari possunt. — *De personis quibus legare licet.*

§ PRIMUS.

Inter modos proprietatem acquirendi surgit legatum, undè patet ut legatum rei quæ non in commercio versaretur, vanum erit et caducum : itaque si testator, campum martium, basilicam vel templum legaret, pro nihilo legatum haberetur.

Non solum legatum res commercialis esse debet; sed etiam necesse est ut legatarius eam acquirere possit, si servus christianus judeo vel heretico legatus esset, testator qui hanc dispositionem imposuerit in vanum egerit.

Fas erat testatori, ut supra diximus, vel heredis vel cujuslibet legare res sicut suas, sed non nulli momenti erat heredi ut res aut sua aut testatoris aut alicujus alieni potestas fuit, nam si sua aut hereditaria tradat tantum et liber, si autem aliena solutus esse poterit in eo tempore tantum quo empserit aut illis pretium dederit. Observandum est, caducum fore legatum, cùm alienam rem, suam existimans, legaverit testator; caducum adhuc si vivo testatore, è causâ lucrativâ rem legatam acquisiverit legatarius, aliter autem si onerosa; hæc consequentia defluit ex principio quo *duæ lucrativæ causæ in eumdem hominem ad eamdem rem non concurrere possunt.* Sed contrà cum testator rem suam, alienam vel heredis proprietatem existimans legat, nam alterutrum legatum valet primum hoc principio quo plus valet quod in veritate est quam quod in opinione ; secundùm eo quo *exitum voluntas defuncti habere potest.* Omnino vanum esset si res erat legataria proprietas; quia, quod *proprium est ipsius*, *amplius ejus fieri non potest.*

Non est obliviscendum electionem semper legatarii esse, quotiescumque res eligenda hereditaria est : si autem non est hereditaria electio, ad heredem pertinet ut se salvum facere possit.

§ SECUNDUS.

De personis quibus legare licet.

Ut quædam res testatore legari non possunt, ita non ad testatorem pertinet omnibus personis sua bona legare; *legari enim iis solum potest cum quibus testamenti factio est,* id est ex lege duodecim tabularum, patribus familias, et florentibus Nervâ, Augusto et Trajano, filiis familias cùm milites erant et pro tempore tantùm militationis.

Non licet adhuc legare personis incertis, licet tamen parenti qui primus testatoris defuncti funeribus adire vellet.

Pueris nundùm natis eumdem impedimentum erat; ablata tamen deindè fuit hæc ultima prohibitio cùm puer nasciturus sub potestate testatoris futurus erat; tunc fit heres et sub denominatione posthumi occurrit.

Dicam testatorem bona sua legare posse civitati quædam imperii romani tanquam cuilibet personæ.

DISPOSITIO TERTIA

De conditionibus quibus affectantur legata.

Terminum legati religiosè observandum esse debet; quamvis legatarius defuncto testatore jus suum in re legatâ habebit, non rem possidebit anteà quam terminum advenerit. Terminum ponendi post mortem heredis testatori facultas non est.

Legatum cui nec dies nec conditio est apposita debetur præsenti die.

Legati sub conditione relicti dies non cedit à morte testatoris; sed cùm conditio extitit.

Legatum cui dies certus adjicitur, est purum et transmittitur ad hæredes. Si dies adjicitur incertus, tunc distinguendum est ut intelligatur legatum, vel purum vel conditionale. Si dies incertus est simpliciter vel tantum quoad eventum; vel si dies incertus et tantum quoad tempus appositus est extraneo, legatum conditionale est. Si contra, dies incertus solummodo quoad tempus appositus est legatario, legatum purum habetur.

DISPOSITIO QUARTA ET ULTIMA.

Quomodo et quibus causis legata revocari possunt.

Voluntas hominis ambulatoria. Indè ademptio legatorum : legatum morte confirmatur, usque ad mortem revocari potes.

Ultrà mille aureos legatarium capere, lex Furia velat, sub pænà quadrupli ejus quod plus cepisset.

Cavit Voconia ne legatarius plus quàm hæres haberet.

Quibus non sufficientibus, lata fuit lex Falcidia, quà cum exhausta vel onerata est hæreditas, potest heres è legatis aut fideicommissis deducere quartam partem bonorum. Ergo Falcidiam per retentionem capit heres, si ipse possidet, si verò legatarii, utitur actione in rem.

Heres qui ultrà dodrantem solvit non potest deindè à legatariis repetere soluta ut quartam recuperet.

CODE CIVIL.

Liv. 3, Tit. 1. — *Des Successions.*

CHAPITRE PREMIER.

La succession est l'héritage des droits du défunt, c'est la transmission des biens par suite de décès et la réunion des biens transmis ; or les successions se transmettent par la force de la loi ou par la volonté de l'homme : elles s'ouvrent par la mort naturelle et par la mort civile. Dans l'un ou l'autre cas, les héritiers légitimes sont saisis de plein droit des biens, droits et actions du défunt, sous l'obligation d'acquitter toutes les charges de la succession : les enfans naturels, l'époux survivant et l'état doivent se faire envoyer en possession par justice, ce sont les expressions de l'art. 724 du C. civil. C'est ce qu'exprime encore cette énergique maxime : *le mort saisit le vif.*

L'art. 720 et suivans du Code précité résolvent les difficultés que ferait naître la mort dans un même événement, de plusieurs personnes respectivement appelées à la succession l'une de l'autre ; les termes du législateur sont trop précis, nous n'y ajouterons aucune observation et nous passerons immédiatement au chapitre 2.

CHAPITRE II.

Des qualités requises pour succéder.

Pour succéder il faut nécessairement exister à l'instant de l'ouverture de la succession. Ainsi sont incapables de succéder :

1° Celui qui n'est pas encore conçu;
2° L'enfant qui n'est pas né viable;
3° Celui qui est mort civilement.

Il faut donc exister pour pouvoir être investi de la propriété des biens du défunt. Le mort-né est considéré comme n'avoir jamais existé et conséquemment déclaré incapable; il faut que l'enfant soit né viable; il faut qu'en sortant du sein de sa mère il soit doué de la vie positive et non pas de cette vie négative que la science médicale a reconnu appartenir au fœtus. De fréquentes expériences ont prouvé que la respiration est tellement inutile à la vie du fœtus qu'on en a vu manquer de cerveau, de plusieurs viscères, même de poumon, et cependant vivre dans le sein maternel et même continuer cette vie pendant quelques instans après leur naissance : la loi ne reconnaît pas de pareils êtres, ils n'ont qu'une vie apparente, ce sont des simulacres d'hommes.

Le législateur refuse la succession à l'incapable, il en dépouille l'indigne. L'un n'a jamais été saisi de la succession; l'autre, après en avoir été investi, peut la perdre, par exemple : l'héritier majeur qui instruit du meurtre du défunt ne l'aura pas dénoncé à la justice, serait déclaré indigne et tenu de rendre tous les fruits et les revenus dont il a eu la jouissance depuis l'ouverture de la succession.

Les enfans de l'indigne venant à la succession de leur chef, et sans le secours de la représentation, ne sont pas exclus pour la faute de leur père; mais celui-ci ne peut, en aucun cas, réclamer sur les biens de cette succession, l'usufruit que la loi accorde aux père et mère sur les biens de leurs enfans.

Il est évident que le mort civilement ne peut succéder.

CHAPITRE III.

Des divers ordres de succession.

PARAGRAPHE 1er.

Les successions sont déférées aux enfans et descendans du défunt, à ses ascendans et à ses parens collatéraux, dans l'ordre et suivant les règles établies aux art. 733 et suivans du Code civil.

L'art 732 annihile l'ancienne maxime : *paterna paternis, materna maternis*. La loi ne considère ni la nature, ni l'origine des biens pour en régler la succession.

Toute succession échue à des ascendans ou à des collatéraux, se divise en deux parties égales; l'une pour les parens de la ligne paternelle, l'autre pour les parens de la ligne maternelle, etc.

Nous ne prolongerons par ce chapitre, le texte de la loi est si simple que la mémoire en cette matière est le seul aide dont le législateur nous ait imposé l'assistance; il semble avoir voulu faire dans cette partie du Code le testament de ceux qui n'en ont point laissé.

Toutefois un mot sur la représentation.

La représentation est une fiction de la loi, dont l'effet est de faire entrer les représentans dans la place, dans le degré et dans les droits du représenté. En ligne directe descendante, la représentation a lieu à l'infini, soit que les héritiers soient entr'eux au même degré ou à des degrés inégaux. La représentation n'a pas lieu en ligne directe ascendante : elle est admise en ligne collatérale en faveur des enfans et descendans des frères et sœurs.

Les collatéraux au-delà du douzième degré ne sont pas successibles.

Les enfans naturels ne peuvent jouir des droits que la loi leur confère, qu'autant qu'ils sont légalement reconnus. Le législateur moderne les traite avec beaucoup plus de défaveur que ne l'avait fait celui de brumaire an 2, qui les assimilait aux enfans légitimes. L'art. 757 règle leurs droits à la succession de leur père et mère.

CHAPITRE IV.

De l'acceptation et de la renonciation.

Une succession peut être acceptée purement et simplement ou sous bénéfice d'inventaire. L'acceptation peut être expresse ou tacite.

L'héritier qui accepte bénéficiairement une succession, doit en faire la déclaration au greffe du tribunal de première instance, dans l'arrondissement duquel la succession s'est ouverte. Elle doit être précédée ou suivie d'un inventaire, à compter du jour de l'ouverture de la succession. Pour délibérer, la loi lui accorde un nouveau délai de quarante jours, qui courent de l'expiration des trois mois ou de la clôture de l'inventaire.

La renonciation à une succession ne se présume pas, elle doit être expresse et formelle; l'héritier qui renonce est censé n'avoir jamais été héritier.

On peut représenter celui à la succession duquel on a renoncé, parce que ce n'est pas de lui mais de la loi seule que le représentant tient son droit.

Les héritiers qui auraient diverti ou recélé des effets d'une succession, sont déchus de la faculté d'y renoncer : ils demeurent héritiers purs et simples nonobstant leur renonciation, sans même pouvoir prétendre part dans les objets divertis ou recélés.

CODE DE PROCÉDURE.

Liv. ii, Tit. iv et v. — *De la communication au Ministère public. — Des Audiences et de leur publicité.*

Le ministère public a pour mission d'exercer une surveillance permanente dans la société et d'être le tuteur-né de certaines classes de personnes, que leur absence, leur inexpérience ou leur incapacité exposeraient à la dilapidation de leur patrimoine. C'est là l'esprit de l'art. 83.

L'exercice du ministère public se divise en deux branches : la voie d'action et la voie de réquisition; la voie d'action lorsqu'il remplit le rôle de partie principale; la voie de réquisition lorsqu'il n'est que partie jointe. (Voir l'art. 2, titre 8 de la loi du 24 août 1790).

L'art. 83 énumère les causes qui seront communiquées au ministère public ; le défaut de communication dans ces divers cas, ouvre aux parties selon les circonstances, la voie de la requête civile, ou celle de l'action en nullité. Il importe de remarquer, que dans le cas seulement où le ministère public procède comme partie jointe, il est indispensable que l'unité soit maintenue dans l'organe qui l'exerce.

Des audiences et de leur publicité. — Les parties assistées de leurs avoués, ont le droit de se défendre elles-mêmes, sauf les cas où l'intérêt de la défense autorise le juge à leur interdire cette faculté.

Les audiences doivent être publiques, il est cependant certaines circonstances où cette règle reçoit exception. C'est aux tribunaux auxquels l'appréciation est déférée.

De leur audience. — Le silence et le respect sont un devoir religieux pour l'auditoire. Le chap. 4 liv. 2, et l'art. 222 et suiv. du Code d'instruction crim. forment à ce sujet le dernier état de notre législation.

CODE DE COMMERCE.

Des faillites et Banqueroutes.

CHAPITRE V.

Du Bilan.

Le bilan est défini par la loi, art. 407 de notre Code, l'état actif et passif des affaires du failli ; il fait connaître sa véritable situation. Le bilan permet de discerner, s'il y a faillite ou seulement suspension de paiement. Il sert à fixer le caractère de la faillite, indique les créanciers et rend facile la vérification des créances ; le sort du failli dépend souvent de sa sincérité.

Le failli qui aura, avant la déclaration de sa faillite, préparé son bilan, doit le remettre aux agens dans les 24 heures de leur entrée en fonctions. Ce bilan doit contenir cinq tableaux, savoir : 1° celui de l'énumération des biens, 2° leur évaluation, 3° l'état des dettes actives et passives, 4° le tableau des profits et pertes, 5° celui des dépenses. Si le failli n'a pas préparé son bilan, il est tenu de le former en présence des agens, qui en cas de refus procéderont eux-mêmes à sa formation, aux moyens des livres et papiers du failli, et des renseignemens oraux qu'il pourra se procurer.

CHAPITRE VI.

SECTION Ire. — *De la nomination des Syndics provisoires.*

Dès que le bilan est confectionné, et avant même si le cas l'exige, le juge-commissaire convoque par lettre et par insertion dans les journaux, les créanciers qui lui remettent une liste triple des syndics qu'ils estiment devoir être nommés.

SECTION 2e. — *De la cessation des fonctions d'Agent.*

Les agens cessent leurs fonctions 24 heures après la nomination des syndics qui continuent les opérations des premiers, le tout en présence des juges-commissaires.

SECTION 3e. — *Des indemnités pour les Agens.*

L'indemnité à accorder aux agens non créanciers de la faillite, est réglée selon les lieux et suivant la nature de la faillite ; elle leur est payée par les syndics provisoires.

CHAPITRE VII.

Des opérations des Syndics provisoires.

Levée des scellés, inventaire. Les syndics provisoires sont tenus de requérir la levée des scellés, et de présider à l'inventaire des biens du failli. Les scellés doivent être levés successivement au fur et mesure de la confection de l'inventaire, et réapposés à la fin de chaque séance : l'absence du failli ne peut avoir pour effet de paralyser ses opérations ; il suffit qu'il ait été dûment appelé. Un mémoire ou compte rendu sommairement de l'état apparent de la faillite, de ses principales causes et circonstances et des caractères qu'elle paraît avoir, sera remis au procureur du roi, qui pourra, s'il le juge convenable, se transporter au domicile du failli, et assister à la rédaction du bilan, de l'inventaire et des autres actes de la faillite.

Vente du mobilier, recouvremens. Lorsque la remise des marchandises, argent, titres actifs, meubles et effets du débiteur a été faite aux syndics, ils en donnent décharge au pied de l'inventaire et s'en reconnaissent dépositaires. Ainsi, nantis de tout, les syndics procèdent aux recouvremens des dettes actives et aux ventes, s'il y a lieu, des effets et marchandises du failli.

De même que les agens, les syndics provisoires sont obligés à verser dans une caisse à double serrure et pour la déduction des dépenses et des frais, toutes les sommes provenant des ventes et des recouvremens ; de plus, ils sont tenus de remettre, toutes les semaines, au commisaire le bordereau de la situation de la caisse.

De la vérification des créances. Tous les créanciers du failli doivent être avertis par les papiers publics, ou autrement, de se présenter dans le délai de quarante jours. La vérification doit être faite contradictoirement entre les créanciers et les syndics et en présence du juge-commissaire.

Si la créance n'est pas contestée le procès-verbal du commissaire exprime que le porteur est reconnu légitime créancier : cette déclaration est visée par le juge-commissaire entre les mains duquel chaque créancier est tenu d'affirmer, dans le délai de huitaine, que sa créance est sincère et véritable.

Si la créance est contestée en tout ou en partie, les syndics peuvent requérir, et le juge ordonne le dépôt des titres du créancier au greffe du tribunal de commerce.

La vérification des créances doit être terminée dans la quinzaine, à compter de l'expiration des quarante jours donnés au créancier pour comparaître.

Cette thèse sera soutenue le 1er août 1835, à 10 heures du matin.

Vu par le Président de la Thèse,

F. MALPEL.

Toulouse.—Imprimerie de Marie ESCUDIER, rue St-Rome, n° 26.

www.ingramcontent.com/pod-product-compliance
Lightning Source LLC
Chambersburg PA
CBHW050420210326
41520CB00020B/6677